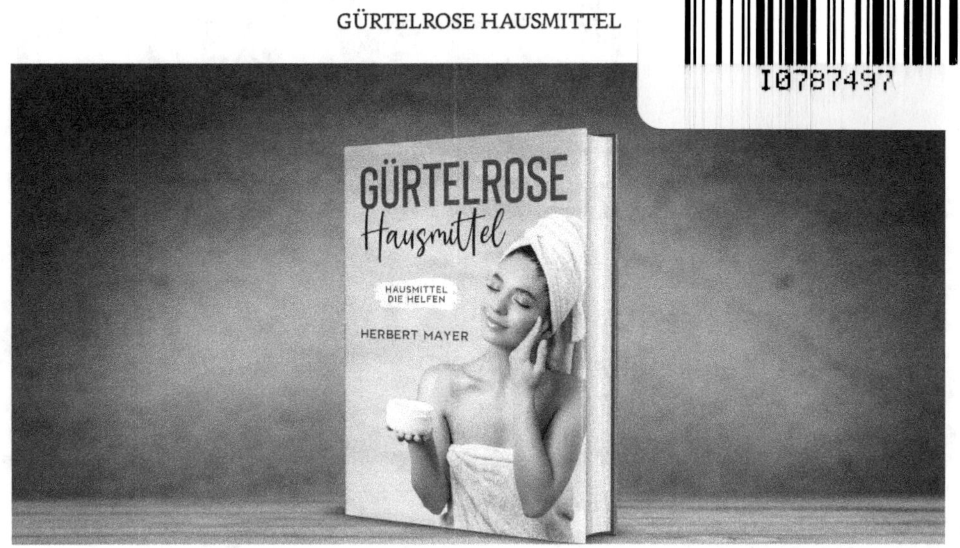

Gürtelrose - Hausmittel
Bewährte Hausmittel bei Gürtelrose

Impressum

Herbert Mayer, Bahnhofstr. 88/3, 5760 Saalfelden.
E-Mail: email@wegweiser-pinzgau.at
Webseiten: Wegweiser-pinzgau.at
Copyright © 2021 Herbert Mayer
Alle Rechte vorbehalten.

Inhalt

Was ist Gürtelrose

Bei der Gürtelrose, auch als Herpes Zoster bekannt, handelt es sich um eine Infektionskrankheit, welche zu den ältesten bekannten Krankheiten zählt. Es liegt dabei allerdings keine klassische Virusinfektion vor, welche nach einer kurzen Inkubationszeit als Krankheit ausbricht. Die zugrunde liegende Infektion liegt in der Regel bereits mehrere Jahre oder sogar Jahrzehnte zurück. Die Krankheit Gürtelrose wird durch das Varicella-Zoster-Virus ausgelöst, welches aus der Familie der Herpes-Viren stammt. Das gleiche Virus ist auch der Erreger der Windpocken. Die Windpocken-Erkrankung tritt häufig im Kindesalter auf. Sobald sie überstanden ist, verbleibt ein Teil der Viren im Körper. Wie auch andere Herpes-Viren bleiben die Varicella-Zoster-Viren lebenslang im menschlichen Organismus und nisten sich in den Nervenwurzeln des Rückenmarks sowie in den Hirnnerven an. Diese Erreger sind zwar nicht mehr aktiv, aber dennoch lebensfähig. Dadurch kann es auch nach Jahren vorkommen, dass die Viren beispielsweise durch eine geschwächte Abwehr wieder reaktiviert werden. Die Viren beginnen dann, sich erneut zu vermehren und wandern über den Nerv nach außen an die Haut, wodurch es zur Gürtelrose kommt. An den betroffenen Stellen bilden sich Bläschen auf der Haut. Im Gegensatz zu Windpocken tritt der Ausschlag nicht am gesamten Körper auf. Häufig ist nur eine Körperhälfte betroffen. Welche Körperregion betroffen ist, hängt davon ab, in welchem Versorgungsgebiet des Nervenstranges die Viren sich versteckt hatten. Überwiegend treten die schmerzhaften Bläschen am Rumpf-, Hals oder Schulterbereich auf, aber auch andere Körperregionen können betroffen sein.

Auf diesen typischen Hautausschlag, welcher sich wie ein Gürtel am Rücken oder Brustkorb ausbreitet, geht der Name „Gürtelrose" zurück.

Wichtige Fakten über Gürtelrose im Überblick

• Bezeichnungen: Gürtelrose, Herpes Zoster

• Art der Krankheit: Viruserkrankung

• Verbreitung: Weltweit

• Anzahl der Gürtelrosefälle: in Deutschland erkranken jährlich 350.000 bis 400.000 Menschen an Gürtelrose

• Infektionsweg: Varizella-Zoster-Viren lösen zunächst Windpocken aus, verbleiben lebenslang im Körper und führen nach Reaktivierung zu Gürtelrose

• Auslöser: geschwächtes Immunsystem durch beispielsweise zunehmendes Alter, Stress, andere Erkrankungen, bestimmte Medikamente, UV-Strahlung

• Symptome: allgemeines Krankheitsgefühl, leichtes Fieber, Kopf- und Gliederschmerzen, brennende oder stechende Schmerzen, gürtelförmiger Ausschlag, Bildung von Bläschen

• Lokalisation: Der Ausschlag tritt meist einseitig an Brustkorb oder Bauch auf, kann aber auch an anderen Körperstellen vorkommen

• Behandlung: Schmerzmittel, Therapie mit Virostatika, Salben

Wie entsteht Gürtelrose

An einer Gürtelrose können nur Menschen erkranken, die bereits eine Infektion mit dem Varizella-Zoster-Virus hinter sich haben. In der Regel ist dies bereits im Kindesalter der Fall in Form von Windpocken, welche ebenfalls dieses Virus als Auslöser haben. Da es sich bei Windpocken um eine besonders ansteckende Krankheit handelt, waren mehr als 99 Prozent aller Erwachsenen schon einmal an Windpocken erkrankt und können somit auch an Gürtelrose erkranken. Nach der Windpocken-Erkrankung verbleiben die Varizella-Zoster-Viren lebenslang im Körper und nisten sich in bestimmten Nervenzellen nahe dem Rückenmark ein. Dort ruhen die Viren ohne, dass Beschwerden verursacht werden. Unter normalen Bedingungen hält das körpereigene Immunsystem das Virus zurück, ohne es komplett vernichten zu können. Durch verschiedene Faktoren kann das Virus reaktiviert werden, sodass es zur Erkrankung an Gürtelrose kommt. Mögliche Auslöser sind beispielsweise ein geschwächtes Immunsystem, vor allem in höherem Alter, Stress sowie schwere Erkrankungen wie zum Beispiel AIDS. Wurden die Viren reaktiviert, wandern sie am betroffenen Nerv entlang und vermehren sich in den Hautzellen, wodurch die typischen Bläschen entstehen und eine Entzündung auftritt, welche Schmerzen verursacht.

Verlauf der Gürtelrose

Der Gürtelrose-Erkrankung geht eine Erstinfektion mit Windpocken voraus. Die Inkubationszeit bei Windpocken beträgt 14 bis 16 Tage. Bis danach eine Gürtelrose ausbricht, können mehrere Jahrzehnte vergehen. Oftmals kommt es das ganze Leben lang nicht zu einer Gürtelrose-Infektion und die Varizella-Zoster-Viren verbleiben nach einer Windpocken-Infektion in dem Ruhezustand, ohne wieder in Erscheinung zu treten.

Der Verlauf der Gürtelrose kann in folgende fünf Phasen unterteilt werden:

• Phase 1: Ansteckung mit dem Varizella-Zoster-Virus

Die Varizella-Zoster-Viren werden durch die Tröpfcheninfektion verbreitet und sind sehr ansteckend. Die meisten Menschen infizieren sich im Kindesalter mit den Viren, wodurch es zur Windpocken-Erkrankung kommt. Diese zeichnet sich durch einen roten Hautausschlag am gesamten Körper sowie Fieber aus. Nach überstandener Windpocken-Infektion verbleiben die Viren ein Leben lang im Körper und befinden sich in einer Art Ruhezustand. Die Betroffenen sind für ihr restliches Leben immun gegen eine erneute Ansteckung mit dem Varizella-Zoster-Virus.

• Phase 2: Latenzphase der Varizella-Zoster-Viren

Das Virus kann durch das körpereigene Immunsystem nicht vollständig bekämpft werden. Sie werden lediglich zurückgehalten und setzen sich in den Nervenzellen, welche für die Übermittlung der Sinneseindrücke verantwortlich sind, fest. Von dort aus wandern sie zum Rückenmark und sammeln sich in den Spinalganglien (Nervenknoten) auf beiden Seiten des Rückenmarks an. Während der Latenzphase bleiben die Varizella-Zoster-Viren weitestgehend inaktiv. Lediglich ab und zu können einzelne Viren produziert und freigesetzt werden. Diese werden bei einer gesunden Immunabwehr allerdings sofort abgetötet.

• Phase 3: Beginn der Gürtelrose

Wird das Immunsystem durch Krankheit, Stress oder altersbedingt eingeschränkt, kann es zu einer Infektion der benachbarten Nervenzellen durch einzelne Varizella-Zoster-Viren kommen. Dies führt zur Bildung weiterer Viren. Je schwächer das Immunsystem des Betroffenen ist, umso stärker vermehren sich die Viren. In diesem Anfangsstadium der Gürtelrose kommt es bei den Patienten häufig zu leichtem Fieber. Dazu kommen allgemeine Krankheitssymptome wie Müdigkeit und Abgeschlagenheit. Zusätzlich entstehen ein unangenehmes Hautkribbeln sowie brennende Nervenschmerzen. Diese Symptome dauern in der Regel drei bis fünf Tage lang an.

• Phase 4: Akute Erkrankung an Gürtelrose

Jetzt kommt es zu einer Ausbreitung der Varizella-Zoster-Viren von den Spinalganglien durch die Nervenbahnen bis zur Hautoberfläche. Es entstehen die für die Gürtelrose typischen Symptome wie der Hautausschlag und starke Nervenschmerzen. Auf dem Hautausschlag bilden sich kleine Bläschen, welche eine ansteckende Flüssigkeit enthalten.

• Phase 5: Heilungsphase

In der Regel verschreibt der Arzt Medikamente zur Bekämpfung der Viren und Linderung der Schmerzen. Mit der Zeit trocknen die Bläschen aus und der Hautausschlag heilt ab. Bei einem normalen Verlauf verschwinden auch die Nervenschmerzen wieder. In einigen Fällen kann es allerdings auch zu Komplikationen und Spätfolgen kommen.

Neben diesem typischen Verlauf einer Erkrankung an Gürtelrose kann es in seltenen Fällen auch zu einer Gürtelrose ohne Hautausschlag kommen. Bei der sogenannten Herpes sine herpete leiden die Betroffenen zwar an Schmerzen, die Haut zeigt jedoch keine Veränderung. Bei Personen mit einem geschwächten Immunsystem kann sich der Herpes Zoster entweder auf dem gesamten Körper ausbreiten (Zoster generalisatus) oder er betrifft beide Körperhälften (Zoster bilateralis).

perhälften (Zoster bilateralis).

Wer kann an Gürtelrose erkranken

Im Prinzip kann jede Person, die schon einmal mit den Varizelle-Zoster-Viren infiziert war (in Form von Windpocken) auch an Gürtelrose erkranken. Im Grunde kann die Krankheit in jedem Alter auftreten, am häufigsten sind allerdings Personen über 50 Jahre betroffen. In Deutschland erkranken jährlich wesentlich mehr als 300.000 Personen an Gürtelrose. Im Alter von 50 Jahren liegt die Erkrankungsrate bei etwa sechs pro 1.000 Menschen und steigt mit zunehmendem Alter weiter an, sodass sie bei 90 Jahren bei 13 Fällen pro 1.000 Personen liegt.

Ein geschwächtes Immunsystem gilt als Hauptrisikofaktor für eine Erkrankung an Gürtelrose. Da mit steigerndem Alter die Leistungsfähigkeit des Immunsystems abnimmt, haben ältere Menschen ein erhöhtes Risiko an Gürtelrose zu erkranken. Daher treten die meisten Fälle auch bei Personen ab einem Alter von 50 Jahren auf.

Neben der altersabhängigen Abnahme der Immunfunktion gibt es noch weitere Auslöser für ein geschwächtes Immunsystem und die damit verbundene Gürtelrose-Erkrankung. Ein geschwächtes Immunsystem kann beispielsweise durch eine chronische Erkrankung wie Diabetes mellitus, Asthma oder eine chronische Lungenerkrankung bedingt sein. Bei Autoimmunerkrankungen kann es vorkommen, dass eine immunsuppressive Therapie eingesetzt werden muss, welche ebenfalls zur Reaktivierung der Varizella-Viren führen kann. Langanhaltender Stress und seelische Belastungen können das Immunsystem ebenfalls schwächen. Weitere Risikofaktoren sind die Einnahme bestimmter Medikamente, eine Organtransplantation, schwere Erkrankungen wie Tumore sowie UV-Strahlung in hohen Dosen.

Auch Menschen, die gegen die Windpocken geimpft worden sind, können an Gürtelrose erkranken. Dies ist zum Beispiel möglich, wenn vor der Windpocken-Impfung bereits eine Windpocken-Erkrankung stattgefunden hat, die aber symptomlos verlief und daher unbemerkt blieb. Auch Menschen, die mit einem Lebendimpfstoff immunisiert wurden, können an Gürtelrose erkranken. In diesem Fall können sich die Impfviren in den Nervenzellen einnisten und irgendwann reaktiviert werden. Dies passiert allerdings nur selten und die Erkrankung verläuft dann milder.

Im Laufe ihres Lebens kann eine Person im Prinzip auch mehrfach an Gürtelrose erkranken. Dies ist allerdings nur selten der Fall. Ein zweiter Ausbruch erfolgt in der Regel nur, wenn eine Immunschwäche vorliegt.

Auslöser für eine Gürtelrose-Erkrankung im Überblick:

Eine Gürtelrose-Infektion geht immer auf das Nachlassen der körpereigenen Immunabwehr zurück- Dafür kann es vielfältige Gründe geben. Unter anderem sind folgende Auslöser möglich:

• Höheres Alter des Patienten: Mit zunehmendem Alter nimmt die Immunabwehr ab

• Infektionen, durch die das Immunsystem stark beansprucht wurde wie beispielsweise Grippe

• Langanhaltender oder außerordentlicher Stress

• Außerordentliche seelische Belastungen

• Schwere Erkrankungen wie beispielsweise HIV oder Krebs

• Einnahme bestimmter Medikamente, welche die Immunabwehr senken (z.B. Rheumamittel)

• Angeborene Immundefekte

• Hohe UV-Strahlung, ausgeprägter Sonnenbrand

Auslöser einer Gürtelrose vorbeugen

Einige der genannten Auslöser, wie das höher Alter der Patienten, schwere Erkrankungen oder angeborene Immundefekte lassen sich nicht vorbeugen. Eine hohe UV-Strahlung sowie ein ausgeprägter Sonnenbrand lassen sich dagegen vorbeugen, indem übermäßige Sonneneinstrahlung gemieden wird und bei Aufenthalt in der Sonne Schutzmaßnahmen wie beispielsweise das Auftragen einer Sonnencreme ergriffen werden.

Leidet der Patient bereits an einer anderen Infektion wie beispielsweise der Grippe, sollte er sich so viel wie möglich schonen und möglichst Bettruhe einhalten, damit das Immunsystem so wenig wie möglich beansprucht wird. Zusätzlich sollte er alles Nötige unternehmen, um schnell wieder gesund zu werden. Bei einer Erkältung oder Grippe mit Fieber kann beispielsweise ein fiebersenkendes Mittel zum Einsatz kommen. Zudem können Hausmittel wie das Trinken von heißem Kamillentee und das Essen einer warmen Hühnersuppe die Genesung zusätzlich unterstützen und beschleunigen. Damit es gar nicht erst zu einer Erkältung oder einem grippalen Infekt kommt, sollte auf eine ausgewogene und gesunde Ernährung sowie auf die richtigen Hygienemaßnahmen wie häufiges und gründliches Händewaschen geachtet werden.

Oftmals werden die Varizella-Zoster-Viren, welche die Gürtelrose auslösen, seelische Belastungen oder starken beziehungsweise langanhaltenden Stress wieder reaktiviert, sodass es zum Ausbruch der Gürtelrose kommt. Um diesen Auslöser vorzubeugen, können verschiedene Möglichkeiten zur Stressbewältigung zum Einsatz kommen.

Stressbewältigung durch Meditation

Mediation wird im Buddhismus schon seit Langem als effektive Methode gegen Stress genutzt und auch Wissenschaftler sehen darin einen guten Weg gegen Stress vorzugehen. Bei Stress handelt es sich um etwas sehr Individuelles, denn jeder Mensch hat andere Dinge, die ihn stressen. Meditation kann dabei helfen, besser mit den persönlichen Stressreizen, den Stressoren umzugehen und diese als neutraler Betrachter zu beobachten, anstatt direkt darauf heftig zu reagieren. Außerdem kann Meditation zu einem besseren Körpergefühl beitragen und dabei helfen, mehr Achtsamkeit für die eigne Persönlichkeit zu entwickeln.

Als Meditation werden verschiedene Achtsamkeits- und Konzentrationsübungen bezeichnet, welche das Erreichen eines Zustands innerer Ruhe zum Ziel haben. Der Geist soll sich dabei auf das Innere konzentrieren. Durch die Meditation soll ein Gefühl der Ruhe, Entspannung und Ausgeglichenheit erzeugt werden.

Bevor mit der Meditation gestartet werden kann, sollten einige grundlegende Dinge beachtet werden:

• Den richtigen Ort für die Meditation wählen:

Der Ort, an dem die Meditation stattfinden soll, sollte möglichst ruhig und mit wenig äußeren Einflüssen sein. Im Grunde lässt sich überall meditieren, für regelmäßige Meditationen ist ein fester Platz allerdings von Vorteil. Um ungestört zu sein, sollte zudem für die Dauer der Meditation das Handy ausgeschaltet werden. Auch sollte sichergestellt werden, dass keine Unterbrechung durch andere Personen stattfindet.

• Die richtige Körperhaltung:

Die Körperhaltung sollte so gewählt werden, dass sie bequem genug ist, um zehn Minuten darin stillzuhalten. Außerdem sollte der Rücken während der Meditation gerade sein. In vielen Fällen empfiehlt sich die Mediation im Sitzen, die bekannteste Haltung hierfür ist wohl die Lotus-Haltung. Diese sollte allerdings nicht erzwungen werden und nur dann angewendet werden, wenn genügend Übung und Beweglichkeit vorhanden ist. Ansonsten eignet sich auch der Schneidersitz. Sollten Schmerzen beim Sitzen auf dem Boden auftreten, kann die Meditation auch im Sitzen auf einem Stuhl stattfinden. Hierbei ist es wichtig, sich nicht anzulehnen und den Rücken gerade zu halten. Der Körper sollte so entspannt wie möglich sein. Die Schultern werden nach unten fallengelassen, die Hände liegen locker auf den Knien oder dem Schoß. Bei einigen Meditationstechniken wie beispielsweise bestimmten Atemübungen eignet sich besser eine liegende Position.

Es ist empfehlenswert, beim Meditieren immer dieselbe Körperhaltung einzunehmen, um sich an diese zu gewöhnen.

• Die Atmung:

Durch tiefes und regelmäßiges Atmen wird der Körper beruhigt. Zunächst sollten fünf bewusste Atemzüge genommen werden. Anschließend kann in eine natürliche Atmung übergegangen werden. Die Aufmerksamkeit wird auf die Atmung fokussiert.

• Das Beenden der Meditation:

Sobald die Meditation beendet ist, sollte nicht direkt aufgesprungen werden. Stattdessen werden die Augen langsam geöffnet und man steht langsam auf. Man versucht die meditative Geisteshaltung beizubehalten und sich weiterhin auf den Atem zu konzentrieren. Sollten die Füße oder Beine eingeschlafen sein, sollte der Sitz zunächst gelockert werden. Es sollte erst aufgestanden werden, wenn sich die Gliedmaßen wieder ganz normal anfühlen.

Um das Meditieren zu erlernen, gibt es verschiedene Möglichkeiten. So können

beispielsweise Bücher oder CDs zur Hilfe genommen werden. Für Einsteiger kann es allerdings ratsam sein, zunächst einen Kurs bei einem erfahrenen Meditationslehrer zu belegen.

Zum Stressabbau eignet sich die Achtsamkeitsmeditation oder die Mantra Meditation.

Mit der Achtsamkeitsmeditation soll gelernt werden, sich auf das zu konzentrieren, was im gegenwärtigen Moment geschieht. Während dieser Meditationsform wird sich auf den Atem konzentriert. Dabei kann es vorkommen, dass man in Gedanken und Emotionen versinkt. Danach kehrt man immer wieder zum nächsten Atemzug zurück. Das Ziel der Achtsamkeitsmeditation ist es, in einen Zustand innerer Ruhe zu kommen und so den Stress effektiv abzubauen.

Bei der Mantra Mediation soll der Geist in eine andere Ebene versetzt werden; in einen Bewusstseinszustand, in dem der Stress von einem abfällt. Das Wort „Mantra" stammt aus dem Sanskrit und lässt sich mit den Wörtern „Lied" oder „Spruch" übersetzen. Im Prinzip kann jede Silbe, jedes Wort oder jeder Satz, der einem gerade passend erscheint, als Mantra verwendet werden. Ein weitverbreitetes Mantra beim Yoga ist beispielsweise das „OM". Das Mantra sollte in der Gegenwart formuliert sein, wie beispielsweise der Satz „Ich bin glücklich". Damit wird dem Gehirn vermittelt, dass dieser Zustand gegenwärtig ist.

Sobald ein passendes Mantra gefunden wurde, wird die Meditationshaltung eingenommen. Anschließend wird das Mantra immer wieder wiederholt. Dies kann entweder im Stillen in Gedanken passieren oder auch als Flüstern oder Singen. Die Meditation wird mit einigen tiefen Atemzügen beendet.

Beim Meditieren kann es vor allem bei Anfängern immer wieder vorkommen, dass die Gedanken unkontrolliert abschweifen. Dies ist normal und davon sollte man sich nicht entmutigen lassen. Die Gedanken können einfach ziehen gelassen werden und anschließend wird die Konzentration wieder auf die Atmung gelenkt.

Die Dauer der Meditation spielt am Anfang keine große Rolle. Für den Beginn ist eine Meditation von zehn Minuten ausreichend. Wichtiger ist, dass das Meditieren regelmäßig geübt wird. Nach einigen Wochen kann die Dauer schrittweise erhöht werden. Mit ein wenig Übung ist die Meditation ein effektives Mittel, um Stress abzubauen und so der Entstehung einer Gürtelrose durch Stress vorzubeugen.

Stressbewältigung durch Fantasiereisen

Neben der Meditation ist die Fantasiereise ebenfalls eine effektive Methode zur Stressbewältigung. Durch eine Fantasiereise, auch Traumreise genannt, können Körper und Geist schnell zur Ruhe und Entspannung kommen. Fantasiereisen werden bereits seit Jahrhunderten in unterschiedlichen Formen verwendet. Diese Technik zur Entspannung ist in der chinesischen Medizin, der indianischen Tradition sowie in anderen Heilmethoden etabliert. Heutzutage kommen Fantasiereisen in der Komplementär und Alternativmedizin zum Einsatz und sind wirksam bei therapeutischen Prozessen.

Bei der Fantasiereise handelt es sich um eine Entspannungstechnik. Durch fantasieanregende Geschichten zur Entspannung wird der Zuhörer dazu gebracht, seine Konzentration auf das Innere zu lenken. Die Geschichte soll dabei zu positiven Gedanken und Gefühlen verhelfen. Fantasiereisen können zusätzlich noch mit sanfter Entspannungsmusik oder Naturgeräuschen untermalt werden. Es gibt verschiedene Möglichkeiten zur Durchführung einer Fantasiereise. So kann beispielsweise ein Kurs besucht werden oder es werden CDs oder YouTube -Videos genutzt.

Der Erzähler liest die Geschichte mit einer angenehmen und ruhigen Stimme vor, während der Zuhörer der Anleitung in Gedanken folgt. Die Fantasiereisen sollten möglichst viele positive Sinneseindrücke enthalten, welche alle Sinne des Zuhörers ansprechen. Die Fantasiereise besteht aus kurzen Sätzen und vagen Formulierungen. Der Zuhörer soll die Möglichkeit bekommen, die allgemein gehaltenen Anleitungen mit seinen persönlichen Erfahrungen und Bildern zu füllen. So entwickelt jeder Zuhörer bei der gleichen Fantasiereise unterschiedliche Bilder, Gedanken und Gefühle.

Durch die Fantasiereise erhält der Zuhörer einen Zugang zu seinem Inneren und sein Unterbewusstsein wird aktiviert. Der Zuhörer soll sich mithilfe der Fantasiereise entspannen und wohlfühlen.

Die Wirksamkeit von Traumreisen wurde durch verschiedene Forschungsergebnisse belegt. Eine Fantasiereise wirkt sich nachweislich positiv auf die Gesundheit, Kreativität und Leistung aus. Zudem können Traumreisen dabei behilflich sein, Schmerzen zu lindern. Eine Fantasiereise lenkt vom Stress und Problemen ab und verhilft zu einer positiven Stimmung. Durch die schnelle und effiziente Entspannung des Körpers bieten Fantasiereisen ein effektives Mittel für den Stressabbau.

Tipps zur Durchführung von Fantasiereisen:

• Wichtig ist, dass der Ort und Zeitpunkt so gewählt wird, dass möglichst keine Unterbrechungen stattfinden. Dafür sollte auch das Smartphone für die Dauer der Fantasiereise ausgeschaltet werden.

• Für die Fantasiereise sollte eine entspannte Sitzposition eingenommen werden und in dem Raum sollte eine angenehme Zimmertemperatur herrschen.

• Die Gedanken sollten voll und ganz bei der Geschichte der Fantasiereise liegen, der Fantasie kann dabei freier Lauf gelassen werden.

• Die erste Fantasiereise wird sich möglicherweise seltsam anfühlen und es wird dem Zuhörer schwerfallen, vollständig in die

Geschichte einzutauchen. Davon sollte man sich nicht entmutigen lassen. Je häufiger eine Fantasiereise durchgeführt wird, desto besser kann man sich auch darauf einlassen.

• Durch Entspannungsmusik oder Naturgeräusche kann die Entspannung zusätzlich unterstützt werden.

• Wer befürchtet, die Zeit zu vergessen oder während der Fantasiereise einzuschlafen, kann sich einen Wecker stellen. So fällt das Entspannen und Loslassen oftmals leichter.

Fantasiereisen sind einfach in der Anwendung und bestehen meistens aus fünf Teilen:

1. Vorbereitung

Zunächst muss die richtige Atmosphäre für die Fantasiereise geschaffen werden. Der Ort der Durchführung sollte möglichst ruhig sein. Bei Bedarf können Duftöle und Musik zur Entspannung eingesetzt werden. Der Zuhörer sollte eine entspannte Haltung einnehmen.

2. Einstimmung auf die Traumreise

Damit sich der Zuhörer entspannen kann, sollte er seine Augen schließen und gleichmäßig ein- und ausatmen. Es wird nur auf den eigenen Atem gehört, der Alltag und Stress wird ausgeblendet. Der Zuhörer sollte mit seinen Gedanken nur bei der Fantasiereise sein und sich völlig darauf einlassen.

3. Die Fantasiereise

Die eigentliche Fantasiereise kann unterschiedlich lang sein. Es gibt Traumreisen mit einer Dauer von unter fünf Minuten, aber auch welche, die bis zu einer halben Stunde dauern. Beim Erzählen werden häufig Pausen gemacht, damit der Zuhörer sich das Gesagte bildlich vorstellen kann.

4. Rückkehr in die Realität

Die Fantasiereise sollte langsam ausklingen, damit der Zuhörer behutsam in die Realität zurückgeführt wird. Damit auch der Körper wieder zurück in die Alltagswelt findet, wird häufig tief ein- und ausgeatmet und anschließend der gesamte Körper gestreckt.

5. Abschluss

Nach der Fantasiereise sollte sich der Zuhörer noch mit seinen Empfindungen und Gedanken auseinandersetzen. Dafür kann es sich mit anderen Teilnehmern austauschen, sofern es sich um eine geführte Gruppenfantasiereise gehandelt hat. Ein Spaziergang kann ebenfalls dabei helfen, die Gedanken zu ordnen. Die Erfahrungen aus der Fantasiereise können auch aufgeschrieben oder aufgemalt werden.

Durch häufigere Durchführungen von Fantasiereisen fällt es zunehmend leichter, sich auf die Traumreise voll und ganz einzulassen. Regelmäßig angewendet, kann die Fantasiereise Stress wirksam abbauen und vermindern und so das Risiko an Gürtelrose zu erkranken, reduzieren.

Weitere Methoden zur Stressbewältigung

Die folgenden Tipps und Methoden tragen ebenfalls zur Reduzierung von Stress bei:

• Stress anerkennen: Eine wichtige Grundvoraussetzung zum Stressabbau besteht darin, den Stress zunächst als solchen wahrzunehmen und zu akzeptieren. Es bringt nichts, sich einzureden, dass es einem gut geht, obwohl dem nicht so ist. Nur wer den Stress anerkennt und weiß, wodurch er entsteht, kann ihn auch erfolgreich bewältigen.

• Genügend Schlaf: Jeder Mensch hat ein individuelles Schlafbedürfnis. Wichtig ist es, auf den eignen Körper zu hören und die Signale ernst zu nehmen. Merkt man, dass man tagsüber häufig erschöpft und müde ist, sollte man seine Schlafdauer erhöhen.

• Ausreichend Bewegung: Stress wirkt sich nicht nur psychisch, sondern auch physisch aus. Stress lässt sich nicht nur durch Entspannung, sondern auch durch Bewegung bewältigen. Durch Bewegung werden Stresshormone abgebaut und gleichzeitig wird der Geist abgelenkt und kann sich von dem Stress und negativen Gedanken erholen. Dabei muss der Sport auch nicht sehr zeitintensiv sein, ein kurzer Spaziergang reicht oft schon aus.

• Ausgewogene Ernährung: Eine ausgewogene Ernährung ist wichtig, um den Körper fit zu halten. In stressigen Situationen wird oft zu Süßigkeiten und Fast Food gegriffen. Stattdessen sollte bei Stress viel Wasser getrunken und Nahrungsmittel zu sich genommen werden, welche den Blutdruck senken. Dazu eignen sich beispielsweise frischer Fisch und Obst wie Bananen und Kiwis. Für die Nerven ist das Vitamin B1 wichtig, welches sich in Fleisch, Kartoffeln und Hülsenfrüchten befindet.

• Richtige Zeitplanung: Vor allem am Arbeitsplatz ist Zeit ein Faktor, welcher häufig Stress auslöst. Daher ist das richtige Zeitmanagement besonders wichtig. Dabei kann das Erstellen einer To do Liste hilfreich sein. Wichtig ist auch, die Aufgaben entsprechend ihrer Priorität zu ordnen. Hilfreich kann es zudem sein, wenn Ablenkungen minimiert werden, beispielsweise durch Abbeziehungsweise stummschalten des Handys während der Arbeit.

• Regelmäßige Pausen: Wer den ganzen Tag lang pausenlos durcharbeitet, verliert an Konzentrationsfähigkeit und auch das allgemeine Wohlbefinden nimmt ab. Daher sollten regelmäßige Pausen zur Erholung genommen werden. Eine Auszeit, in der ein Tee getrunken oder ein Spaziergang gemacht wird, kann dabei helfen, neue Kraft zu tanken und den Kopf frei zu bekommen.

• Über den Stress reden: Wer unter Stress leidet, sollte dies kommunizieren. Dies gilt sowohl für den Beruf als auch das private Umfeld. Fühlt man sich auf der Arbeit mit einer Aufgabe überfordert, sollte man dies nicht als Zeichen von Schwäche sehen, sondern offen mit dem Chef besprechen. Dieser kann die Aufgaben anders verteilen und bei Bedarf die Arbeitsbedingungen anpassen. Kommt es zu Hause häufig zu stressigen Situationen, kann es hilfreich sein, den Partner darüber zu informieren. Dieser kann dann unterstützen. Zudem kann alleine das Reden über den Stress schon hilfreich sein und dazu beitragen, eigene Lösungen dagegen zu finden.

Krankheitsdauer

Eine Gürtelrose-Erkrankung dauert in der Regel zwei bis vier Wochen an. Die Dauer von den Erstsymptomen bis zu vollständigen Heilung ist allerdings von der allgemeinen Verfassung des Patienten abhängig. Je stärker das Immunsystem geschwächt ist, desto mehr Zeit benötigt es, um den Virenbefall einzudämmen. Das Alter des Patienten spielt bei der Krankheitsdauer ebenfalls eine Rolle: Bei jüngeren Patienten verheilt die Krankheit in der Regel schneller als bei älteren. Auch von dem Zeitpunkt des Behandlungsbeginns ist Krankheitsdauer abhängig. Wird frühzeitig mit der Behandlung begonnen, verkürzt sich in der Regel auch die Krankheitsdauer. Ohne Therapie kann die Krankheit vier bis fünf Wochen andauern und es besteht ein erhöhtes Risiko für die Entwicklung von Komplikationen und Spätfolgen. So kann es durch unzureichende Behandlung zur Post-Zoster-Neuralgie kommen, wodurch der Nervenschmerz auch nach Abklingen der Erkrankung weiter anhält. Von der Post-Zoster-Neuralgie ist die Rede, wenn die Schmerzen länger als drei Monate nach Abklingen des Ausschlags weiter anhalten.

Eine Gürtelrose-Erkrankung lässt sich in der Regel in mehrere Abschnitte einteilen. In den ersten ein bis drei Tagen kommt es nach der Reaktivierung der Viren zu Schmerzen, Missempfindungen im nervalen Versorgungsgebiet sowie leichten Rötungen auf der Haut. Drei bis fünf Tage später bilden sich die charakteristischen Bläschen auf der Haut, welche fünf bis sieben Tage nach Reaktivierung der Viren aufplatzen. Hierdurch kommt es zu kleinen offenen Wunden auf der Haut. In den darauffolgenden Tagen trocknen die Bläschen aus und es bildet sich eine Kruste. Im günstigsten Fall ist die Krankheit nach zwei bis vier Wochen vollständig abgeheilt und auch der Schorf verschwindet.

Mögliche Komplikationen

Nicht in allen Fällen verläuft eine Gürtelrose harmlos und heilt wieder vollständig ab. Bei einigen Patienten kommt es zu Komplikationen und Spätfolgen infolge einer Gürtelrose. Solche Komplikationen treten vor allem bei Menschen mit einer Immunschwäche auf wie beispielsweise Personen, die an AIDS oder Krebs erkrankt sind. Zu den Komplikationen, die durch eine Gürtelrose-Erkrankung entstehen können, zählen unter anderem:

· Einblutungen und Pigmentstörungen der Haut

· Bildung von Narben

· Hirnentzündungen und Entzündungen der Hirnhaut durch Befall des Nervensystems durch die Varizella-Zoster-Viren

· Rückenmarksentzündung

· Bakterielle Sekundärinfektionen, bei denen sich die geschädigten Hautstellen zusätzlich mit Bakterien infizieren

· Störungen der Empfindung sowie Lähmungserscheinungen

· Entwicklung einer Polyneuropathie (Erkrankung mehrerer Nerven)

· Generalisierter Herpes Zoster, bei dem der gesamte Körper von den Varizella-Zoster-Viren befallen wird; einschließlich innerer Organe

· Schäden an Augen oder Ohren, die bis zur Blindheit oder Taubheit führen können; bei Gürtelrose im Gesicht

· Verlust des Geschmackssinnes

· Gesichtsnervenlähmung bei Befall des siebten Hirnnervs (Facialic)

Postherpetische Neuralgie

Bei einigen Patienten bleiben die Nervenschmerzen auch nach Abheilen des Ausschlags länger als drei Monate bestehen oder treten immer mal wieder auf. In diesem Fall ist von einer postzosterischen oder auch einer postherpetischen Neuralgie die Rede. Im schlimmsten Fall bleiben die Schmerzen ein Leben lang bestehen. Die postherpetische Neuralgie trifft vor allem ältere Menschen und ist die häufigste Komplikation einer Gürtelrose.

Neben den Nervenschmerzen, die das Hauptsymptom der postherpetischen Neuralgie darstellen, kommt es häufig auch zu einer Überempfindlichkeit der Haut sowie Juckreiz. Die Beschwerden können die Patienten sehr belasten und sie in ihrem Alltag einschränken sowie den Schlaf stören.

Das Risiko für eine postherpetische Neuralgie steigt mit zunehmendem Alter. Nach vier Wochen leiden noch 27 Prozent der 55-59-jährigen Patienten und 73 Prozent der über 70-jährigen Patienten an den durch Gürtelrose bedingten Nervenschmerzen. Frauen sind häufiger von lang anhaltenden Schmerzen betroffen als Männer. Zudem ist das Auftreten einer postherpetischen Neuralgie wahrscheinlicher, wenn die Augen von der Gürtelrose betroffen sind.

Um eine postherpetische Neuralgie vorzubeugen, wird häufig empfohlen, möglichst frühzeitig mit der antiviralen Therapie zu beginnen. Ob diese wirklich vor dem Auftreten einer postherpetischen Neuralgie hilft, ist allerdings noch nicht ausreichend erforscht.

Eine postherpetische Neuralgie kann mit verschiedenen Mitteln behandelt werden. So können beispielsweise Schmerzmittel, krampflösende Medikamente, Antidepressiva und schmerzbetäubende Pflaster zum Einsatz kommen.

Wie erkenne ich Gürtelrose

Die Symptome der Gürtelrose können von Patient zu Patient variieren, vor allem in Bezug auf den Schweregrad. In der Regel entwickeln sie sich aber nach einem bestimmten Muster. In der Anfangsphase der Erkrankung sind die Symptome noch unspezifisch, wodurch die Gürtelrose noch nicht eindeutig identifizierbar ist. So kommt es zu einem allgemeinen Unwohlsein, Müdigkeit, Kopf- und Gliederschmerzen und eventuell auch leichtem Fieber Die Symptome ähneln somit denen einer Grippe. An den betroffenen Hautstellen können Missempfindungen wie beispielsweise ein Kribbeln auftreten, welche zwei bis drei Tage später in Schmerzen übergehen. Der Schmerz fühlt sich stechend, drückend oder brennend an. Auf den betroffenen Hautstellen kann sich eine Rötung oder Schwellung bilden, wo es anschließend zur Entstehung der charakteristischen Bläschen kommt. Der Hautausschlag ist typisch für die Gürtelrose-Erkrankung und wird auch als Zoster bezeichnet. Die betroffenen Körperregionen werden von vielen Patienten als enorm berührungsempfindlich wahrgenommen. Dies kann in schlimmen Fällen soweit reichen, dass jede Berührung auf der betroffenen Hautstelle schmerzt. Die Bläschen brennen und sind mit einer zunächst klaren Flüssigkeit gefüllt, welche im weiteren Verlauf trüb wird. Die Bläschen kommen am häufigsten am Rumpf oder Brustkorb vor. In selteneren Fällen treten sie am Hals oder im Gesicht auf. Im Grunde können alle Spinalnerven betroffen sein, sodass der Ausschlag auch an Armen oder Beinen möglich ist.

Die Hautbläschen bleiben bis zu fünf Tage bestehen, platzen dann auf und trocknen innerhalb von zwei bis zehn Tagen aus. Dabei entsteht eine meist gelbliche Kruste.

Neben dem typischen Hautausschlag zeichnet sich die Gürtelrose durch starke Nervenschmerzen aus. Durch die Reaktivierung der Varizella-Zoster-Viren kommt es häufig zu einer Schädigung der Nervenzellen, wodurch es zu Nervenschmerzen oder Empfindungsstörungen kommen kann. Die Schmerzen können vor und während des Ausschlags auftreten und in ungünstigen Fällen auch nach Abklingen des Ausschlags noch weiter anhalten. Halten die Schmerzen noch Monate nach dem Abheilen der Bläschen an, handelt es sich um eine Post-Zoster-Neuralgie, welche häufig große Probleme bereitet. Diese tritt in fünf bis 30 Prozent der Fälle auf.

Es besteht auch die Möglichkeit, dass die Gürtelrose nur mit Schmerzen, aber ohne den Ausschlag auftritt. In diesem Fall ist von einer „Zoster sine herpete" die Rede.

Gürtelrose Symptome im Überblick

· Müdigkeit, Abgeschlagenheit, leichtes Fieber

· Allgemeines Krankheitsgefühl

· Kopf- und Gliederschmerzen

· Schmerzen im Bereich der betroffenen Hautpartien

· Rötlicher Ausschlag, der in der Regel auf einer Körperseite und anschließende Bläschenbildung auf der Haut

· Starker Juckreiz

· Empfindungsstörungen wie beispielsweise Kribbeln oder Taubheitsgefühl

Welche Körperregionen können betroffen sein

Im Gegensatz zu den Windpocken, bei denen der gesamte Körper betroffen ist, tritt die Gürtelrose in der Regel nur auf einer Region der Haut auf. Welche Körperregion betroffen ist, hängt davon ab, in welchen Nervenbahnen die Viren seit der Windpocken-Erkrankung ruhen. In den meisten Fällen tritt der Ausschlag nur auf einer Körperseite auf. Am häufigsten ist der Rücken oder Brustbereich betroffen und der Ausschlag bildet sich streifenförmig aus. Im Prinzip kann aber auch jede andere Körperregion befallen sein. Bei Menschen mit besonders stark geschwächtem Immunsystem kann sich der Ausschlag auch über den gesamten Körper ausbreiten.

Brust und Rücken

Der Brustkorb ist am häufigsten betroffen. Bei mehr als jedem zweiten Patienten tritt der Ausschlag dort auf und breitet sich oft um die Seiten in Richtung Achseln aus. Der Rücken ist ebenfalls häufig betroffen und der Ausschlag breitet sich dort wie ein breiter Gürtel aus.

Am Rücken kann es zu einer Gürtelrose kommen, wenn sich die Varizella-Zoster-Viren an den Nervenknoten der Wirbelsäule einnisten. Die Gürtelrose beginnt meist an den Lendenwirbeln.

Arme und Beine

An den Armen und Beinen entsteht der Ausschlag eher selten. Er kann sich dort ringförmig um das Bein oder den Arm erstrecken oder verläuft über die gesamte Länge.

Am Bein tritt die Gürtelrose in den meisten Fällen im Bereich des Oberschenkels auf, da dort die Nerven des Rückenmarks verlaufen. Die betroffenen Hautstellen sind in der Regel druckempfindlich, weshalb sich das Tragen weiter Kleidung empfiehlt. Vor allem bei Patienten mit Übergewicht heilt die Gürtelrose an den Beinen häufig langsamer ab, da die Oberschenkel bei diesen Personen beim Gehen aneinander reiben und dadurch die Bläschen immer wieder aufreißen.

Am Arm tritt die Gürtelrose meist nur auf einer Seite auf und auch hier empfiehlt sich das Tragen weiter Kleidung, um ein Scheuern der Kleidung auf den Bläschen zu vermeiden.

Hände und Finger

Gürtelrose an den Händen und Fingern kommt nur selten vor. Sind diese Körperstellen betroffen, sind die Schmerzen meist weitaus stärker, als wenn andere Körperregionen betroffen sind. Oftmals entstehen zusätzlich schmerzhafte und sehr empfindliche Hämatome am Handgelenk oder an den Gelenken der Finger. Dadurch wird die Bewegungsfähigkeit der Finger erheblich eingeschränkt.

Kopf und Gesicht (Zoster ophthalmicus)

Der Hals- und Kopfbereich kann von der Gürtelrose betroffen sein, wenn die Viren den Trigeminusnerv befallen haben. In diesem Fall ist auch von Kopfrose die Rede.

Tritt die Gürtelrose im Gesicht auf, wird sie auch als Gesichtsrose bezeichnet. In diesem Fall ist ebenfalls der Trigeminusnerv betroffen. Liegt eine Gürtelrose im Gesicht vor, kommt es besonders häufig zu Komplikationen, denn in vielen Fällen ist auch das Auge oder das Ohr betroffen. Ist der Sehnerv betroffen, kann es zu vorübergehenden oder dauerhaften Sehstörungen und im schlimmsten Fall auch zur Erblindung kommen. Wird die Hornhaut des Auges befallen, kann eine Hornhautentzündung die Folge sein.

Wenn der Hörnerv befallen ist, entstehen die Bläschen an der

Ohrmuschel oder dem Gehörgang, wodurch es zu starken Ohrenschmerzen, Schwerhörigkeit und auch Taubheit kommen kann. Da das Innenohr für den Gleichgewichtssinn unerlässlich ist, können Gleichgewichtsstörungen auftreten.

Ist der Nervus facialis, welcher wichtig für die Mimik ist, betroffen, kann es zu einer vorübergehenden Lähmung der Gesichtsmuskulatur sowie zum zeitweiligen Verlust des Geschmackssinns kommen.

Eine Gürtelrose am Hals verläuft in den meisten Fällen unproblematisch. Sind allerdings die Schleimhäute und Gesichtsnerven betroffen, kann es zu schwerwiegenden Folgen wie einer Nervenlähmung im Halsbereich oder Sprachstörungen kommen.

Genitalbereich (Zoster genitalis)

Diese Form tritt nur in äußerst seltenen Fällen auf. Im Gegensatz zur Herpes Genitalis handelt es sich hierbei in den meisten Fällen um keine sexuell übertragbare Krankheit. Die beiden Krankheiten sind sich in ihren Symptomen sehr ähnlich, wodurch eine Unterscheidung oftmals schwierig ist.

Tritt eine Gürtelrose im Genitalbereich auf, kann es zum Anschwellen der Vagina oder des Penis kommen. Weiter Symptome sind Erektionsstörungen, Probleme beim Urinieren, Blasenbildung, stechender Schmerz.

Was sollten Erkrankte beachten

Patienten, die an Gürtelrose erkrankt sind, sollten folgende Dinge beachten:

• Einhaltung strenger Hygienevorkehrungen und Abstand zu anderen Menschen halten, die noch keine Windpocken hatten, um eine Ansteckung zu vermeiden

• Sorgfältige Pflege der entzündeten Haut

• Schonung und Bettruhe einhalten, um das Immunsystem nicht zu sehr zu belasten

• Bläschen nicht aufkratzen oder aufstechen, da sonst ein erhöhtes Risiko für eine zusätzliche bakterielle Infektion besteht und die in den Bläschen enthaltene Flüssigkeit ansteckend ist

• Keine Krusten von den Bläschen kratzen

• Zur Linderung von Schmerzen und Juckreiz kann beispielsweise Vaseline oder eine Creme mit lokalen Betäubungsmitteln wie beispielsweise Benzocain aufgetragen werden

• Keine Mittel gegen Lippenherpes nutzen

Ist Gürtelrose ansteckend

Im Gegensatz zu Windpocken, die durch die Luft übertragen werden und hoch ansteckend sind, können Patienten mit Gürtelrose die Viren nur das Sekret der Bläschen als Schmierinfektion weitergeben. Eine Tröpfcheninfektion durch beispielsweise Niesen oder Sprechen ist bei der Gürtelrose nicht möglich, wodurch das Ansteckungsrisiko bei Gürtelrose gering ist. Die Varizella-Zoster-Viren befinden sich direkt unter den Bläschen auf der Haut, sodass eine Ansteckung nur bei Körperkontakt möglich ist. Werden die Bläschen aufgekratzt, kommen die Viren an die Hände und können darüber an Gegenstände und beispielsweise Türklinken gelangen. Auf diese Weise können sich andere Personen infizieren.

Personen, die an Gürtelrose erkrankt sind, sind so lange ansteckend, bis alle Bläschen verkrustet sind. Dies ist in der Regel fünf bis sieben Tage nach Auftreten des Hautausschlags der Fall.

An der Gürtelrose können sich nur Menschen anstecken, die noch keine Windpocken hatten und auch nicht dagegen geimpft sind. In diesem Fall leiden die betroffenen Personen allerdings nicht an Gürtelrose, sondern erkranken an Windpocken. Menschen, die bereits an Windpocken erkrankt waren, tragen die Varizella-Zoster-Viren ohnehin schon in ihrem Körper und können sich nicht an Gürtelrose anstecken.

Um die Ansteckungsgefahr gering zu halten, sollten Erkrankte die betroffenen Hautstellen gut abdecken und sich regelmäßig und gründlich die Hände waschen.

Erkrankt eine Frau während der Schwangerschaft an Gürtelrose, stellt die Krankheit kein gesundheitliches Risiko für die Schwangere und das ungeborene Kind dar. Die Schwangere kann die auftretenden Symptome mit einer geeigneten Therapie behandeln.

Eine Erstinfektion mit dem Varizella-Zoster-Virus stellt hingegen ein größeres Risiko dar. Diese Infektion mit Windpocken kann auch durch die Ansteckung mit den Viren über eine an Gürtelrose erkrankte Person stattfinden. Daher sollten Frauen ohne Immunisierung gegen Windpocken den Kontakt zu Patienten mit Windpocken oder Gürtelrose vermeiden. Eine Windpocken-Erkrankung während der Schwangerschaft kann bei dem Kind zu Behinderungen sowie Fehlbildungen kommen und stellt eine lebensbedrohende Gefahr dar. Daher empfiehlt es sich für Frauen, sich noch vor der Schwangerschaft gegen Windpocken impfen zu lassen. Auch neugeborene Kinder sind stark gefährdet, da sie noch keine Abwehrkräfte gegen das Varizella-Zoster-Virus haben.

Impfung gegen Gürtelrose

Gegen die Gürtelrose ist eine Impfung vorhanden. Geimpft wird mit einem Totimpfstoff. Dieser enthält keine vermehrungsfähigen Krankheitserreger und kann daher auch bei immungeschwächten Personen eingesetzt werden. In dem Impfstoff sind Teile der Oberflächenstruktur des Virus enthalten, durch die der Körper eine spezifische Immunantwort hervorruft, welche durch einen Wirkverstärker zusätzlich erhöht wird. Einer Studie zufolge wird mit der Impfung das Risiko an Gürtelrose zu erkranken um 97,2 Prozent gesunken.

Die Ständige Impfkommission (STIKO) empfiehlt seit Ende 2018 eine Impfung gegen Gürtelrose mit einem Totimpfstoff allen Personen ab 60 Jahren, Personen ab 50 Jahren mit einem geschwächten Immunsystem beispielsweise durch Krankheit sowie Personen ab 50 Jahren mit einem schweren Grundleiden wie beispielsweise einer chronischen Erkrankung der Lunge oder einer rheumatoiden Arthritis.

Die Impfung besteht aus zwei Impfdosen, die im Abstand von mindestens zwei und höchstens sechs Monaten verabreicht werden. Die Impfung ist für Personen ab 50 Jahren zugelassen.

Für Menschen, die zu der für die Impfung empfohlenen Bevölkerungsgruppe zählen, werden die Kosten der Impfung von der gesetzlichen Krankenkasse übernommen.

Die Behandlung einer Gürtelrose

Patienten mit Verdacht auf Gürtelrose sollten einen Hausarzt oder einen Hautarzt aufsuchen. Ist der Augen- oder Ohrenbereich betroffen, sollte auch ein Augenarzt oder Hals-Nasen-Ohren-Arzt aufgesucht werden. Damit das Risiko für Komplikationen und Spätfolgen geringgehalten wird, ist es wichtig, dass die Krankheit frühzeitig behandelt wird.

Der Arzt wird den Patienten in einem Anamnese-Gespräch über die Beschwerden befragen.

Anhand der charakteristischen Symptome kann er in der Regel bereits eine sichere Diagnose stellen. Einen wichtigen Hinweis stellen die Schmerzen entlang der betroffenen Nervenbahnen dar sowie die Bläschen auf der Haut. Sollten Zweifel bestehen, kann er zusätzlich etwas Flüssigkeit aus den Bläschen oder eine Blutprobe nehmen und im Labor auf aktive Varizella-Zoster-Viren prüfen. Im Labor werden auch kleinste Mengen der Viren erkannt. Die gewonnene DNA wird mittels der Polymerase-Ketten-Reaktion (PCR-Verfahren) vervielfältigt, damit das Erbgut des Varizella-Zoster-Virus auf direkte Weise nachgewiesen werden kann. Wurde eine Blutprobe des Patienten entnommen, kann diese untersucht werden, um das Virus indirekt nachzuweisen. Im Falle einer Erkrankung an Gürtelrose liegt ein Anstieg der IgA Antikörper vor. Zusätzlich werden weitere Antikörper untersucht, um eine mögliche Erstinfektion mit Windpocken auszuschließen.

Die Gürtelrose an sich kann nicht geheilt werden, behandelt werden nur die Symptome. Die Viren verbleiben ein Leben lang im Körper. Für die Behandlung der Symptome von Gürtelrose kommen hauptsächlich Schmerzmittel und antivirale Mittel zum Einsatz. Zudem ist auch eine sorgfältige Hautpflege unerlässlich. Die Behandlung ist von verschiedenen Faktoren abhängig. Dazu zählen unter anderem der Schweregrad der Erkrankung, welche Körperstellen betroffen sind und das Alter des Patienten. Bei jüngeren Patienten heilt die Gürtelrose in der Regel problemlos aus, während es bei älteren Patienten öfter zu schweren und anhaltenden Schmerzen kommt.

Im Gegensatz zu vielen anderen Viren sind gegen das Varizella-Zoster-Virus wirksame Medikamente, die sogenannten Virostatika vorhanden. Diese verlangsamen die Vermehrung der Viren und sollten daher so früh wie möglich verabreicht werden; im Idealfall innerhalb von 72 Stunden nach Auftreten der ersten Hauterscheinungen. Für die antivirale Therapie kommen unter anderem die Wirkstoffe Aciclovir, Brivudin, Valaciclovir oder Famciclovir zum Einsatz. Bei leichten Verläufen sind Tabletten mit Virostatika in der Regel ausreichend. Bei schweren Verläufen können die Virustatika für ein bis zwei Wochen als Infusion verabreicht werden. Durch die antivirale Therapie kann die Heilung beschleunigt und die Dauer der Schmerzen verkürzt werden. Bei jungen Patienten mit leichter Form der Gürtelrose ist eine Behandlung mit Virostatika nicht zwingend notwendig. Dringlich empfohlen wird dagegen die antivirale Behandlung bei Menschen über 50 Jahren, Menschen mit geschwächter Immunabwehr, Personen mit schweren allergisch bedingten Hautläsionen, einem schweren Herpes-Zoster oder wenn die Gürtelrose im Bereich des Kopfes oder Halses auftritt.

Zusätzlich zur antiviralen Therapie kommen bei einer Gürtelrose-Erkrankung in der Regel noch Schmerzmittel zum Einsatz. Bei leichteren Schmerzen sind oft nicht verschreibungspflichtige Schmerzmittel wie Paracetamol oder Ibuprofen ausreichend. Reichen diese Schmerzmittel nicht aus, sind häufig verschreibungspflichtige Medikamente aus der Gruppe der Opioide wie beispielsweise Tramadol notwendig.

Bei der Behandlung von Gürtelrose kommt es zudem auf eine sorgfältige Hautpflege an. Mit kühlenden, feuchten Umschlägen kann der Juckreiz, welcher häufig mit dem Hautausschlag einhergeht, gelindert werden. Diese sollten allerdings nur verwendet werden, wenn noch keine Bläschen erschienen sind. Gegen frische Bläschen können austrocknende Mixturen oder Lotionen hilfreich sein. Desinfizierende Lotionen, Gele oder Pulver können zudem eingesetzt werden, um eine zusätzliche bakterielle Infektion zu verhindern.

Ist ein Ohr von der Gürtelrose-Erkrankung betroffen, kann dem Patienten zusätzlich zu dem Virostatika noch Kortison verschrieben werden. Dieses hat eine entzündungshemmende Wirkung.

Ist es auf dem Gürtelrose-Ausschlag zusätzlich zu einer bakteriellen Infektion gekommen, kann ein Antibiotikum eingesetzt werden, welches die Bakterien bekämpft.

Die Behandlung einer Post-Zoster-Neuralgie

Bei der Post-Zoster-Neuralgie handelt es sich um die häufigste Komplikation einer Gürtelrose. Liegt eine Post-Zoster-Neuralgie, auch postzosterische oder postherpetische Neuralgie genannt vor, leiden die Betroffenen auch nachdem der Hautausschlag abgeklungen ist, weiterhin an den Nervenschmerzen. Zusätzlich kann es zu einer Überempfindlichkeit der Haut sowie Juckreiz kommen. Diese Beschwerden können monatelang oder auch über Jahre anhalten.

Einen wichtigen Bestandteil bei der Behandlung einer Post-Zoster-Neuralgie stellen Schmerzmittel dar. Dabei werden zwei Wirkstoffklassen unterschieden, welche auch in Kombination angewendet werden können. So kommen bei leichten bis mäßigen Beschwerden nicht-opioide Schmerzmittel wie Paracetamol oder Acetylsalicylsäure zum Einsatz. Sind die Schmerzen mittelstark bis stark werden verschreibungspflichtige opioide Schmerzmittel wie Tramadol oder Oxycodon verabreicht.

Die Wahl der Schmerzmittel sowie deren Dosierung kann bei jedem Patienten unterschiedlich ausfallen und ist vor allem von der Art und dem Schweregrad der Schmerzen abhängig.

Halten die Schmerzen länger an, sodass von chronischen Schmerzen die Rede ist, sollten sich Patienten an eine Schmerzklinik oder einen Schmerztherapeuten wenden.

Bei einer Post-Zoster-Neuralgie können zusätzlich zu den Schmerzmitteln noch weitere Maßnahmen sinnvoll sein. Dazu gehören unter anderem Antidepressiva in einer geringen Dosierung, da durch sie die Weiterleitung der Schmerzsignale im Rückenmark gehemmt wird. Krampflösende Medikamente können eingesetzt werden, um die Erregbarkeit der Nervenzellen zu dämpfen und so die Nervenschmerzen zu lindern.

Homöopathie und Akupunktur bei Gürtelrose

Bei der Gürtelrose handelt es sich um eine ernst zu nehmende Krankheit. Bei unzureichender Behandlung sind schwerwiegende Komplikationen und Spätfolgen möglich, weshalb in jedem Fall ein Arzt aufgesucht werden sollte. Als Ergänzung zur schulmedizinischen Therapie kann eine homöopathische Behandlung zur Linderung der Symptome wie Nervenschmerzen, Juckreiz und Entzündungen eingesetzt werden. Als mögliche homöopathische Mittel bei Gürtelrose eignet sich zum Beispiel Mezereum bei nässenden Hautbläschen, Juckreiz und brennenden Schmerzen. Bei Juckreiz, stechenden Schmerzen und schnell platzenden Bläschen kann Clematis Abhilfe schaffen. Zur Milderung von Juckreiz, Abgeschlagenheit und Hautrötungen kann das homöopathische Mittel Rhus toxicodendron zum Einsatz kommen.

Gegen die Schwächung der Immunabwehr, welche mit der Gürtelrose verbunden ist, kann Akupunktur helfen. Dabei werden die Akupunktur-Nadeln auf bestimmte Punkte auf der Haut entlang der Energieleitbahnen gesetzt. Auf diese Weise sollen Energieblockaden gelöst und mögliche Funktionsstörungen aufgehoben werden. Bei der Gürtelrose kann mit der Akupunktur eine Linderung der Nervenschmerzen erzielt werden, wodurch es im besten Fall zu einer Herabsetzung der Schmerzmittel kommt.

Hausmittel gegen Gürtelrose

Liegt eine Gürtelrose-Erkrankung vor oder besteht der Verdacht auf Gürtelrose, sollten Patienten in jedem Fall einen Arzt aufsuchen. Es besteht die Möglichkeit eines schweren Verlaufs der Erkrankung und auch Folgeschäden können auftreten, weshalb die Gürtelrose nicht mit Hausmitteln allein behandelt werden sollte. Mit den Hausmitteln lässt sich das Virus selbst nicht behandeln, die Symptome können aber damit gelindert und die Heilung unterstützt werden. Somit stellen die Hausmittel gegen Gürtelrose eine gute Ergänzung zur schulmedizinischen Behandlung dar.

Patienten, die an Gürtelrose erkrankt sind, sollten auf eine vitaminreiche Ernährung setzen. Vor allem Vitamin C wirkt sich positiv auf die vom Ausschlag betroffene Haut aus. Daher sollten Betroffene viele Zitrusfrüchte wie Orangen oder Zitronen zu sich nehmen, da diese einen hohen Gehalt an Vitamin C aufweisen. Des Weiteren hat es sich als Hausmittel bewährt, der Haut das Vitamin C äußerlich zuzuführen. Dafür eignet sich beispielsweise eine Salbe mit Sanddorn-Extrakt, welche auf die betroffenen Hautstellen aufgetragen wird.

Anstelle einer bereits fertigen Sanddorn-Salbe kann eine Paste aus Sanddorn auch selbst hergestellt werden. Dazu werden Sanddornbeeren gründlich unter warmem Wasser gewaschen und anschließend zerdrückt. Diese Paste wird vorsichtig auf die betroffenen Hautstellen aufgetragen. So nimmt die Epidermis, die oberste Hautschicht, das darin enthaltene Vitamin C auf und wird zusätzlich mit Feuchtigkeit versorgt. Dadurch wird der Juckreiz gemildert und der kühlende Effekt lindert zusätzlich die Schmerzen.

Ein weiteres bewährtes Hausmittel zur Bekämpfung der Schmerzen bei Gürtelrose sind Mineralien. Insbesondere Magnesiumpräparate tragen zur Schmerzlinderung bei. Sie blockieren die Schmerzrezeptoren, wodurch der Schmerz gedämpft wird. Magnesium kann entweder über magnesiumhaltige Lebensmittel wie beispielsweise Brokkoli und Nüsse oder Magnesium-Tabletten eingenommen werden.

Der Einsatz von Hausmitteln kann eine geeignete Maßnahme sein, um die Behandlung gegen Gürtelrose zu unterstützen. Unter den folgenden Umständen ist die Anwendung von Hausmitteln jedoch nicht ratsam:

• Als einzige Behandlungsmethode

Hausmittel sollten nur zusätzlich zur schulmedizinischen Therapie eingesetzt werden, damit das Risiko für Komplikationen und Spätfolgen möglichst geringgehalten wird.

• Bei besonders starken Beschwerden

Leidet der Patient unter hohem Fieber, einem stark ausgebreiteten Ausschlag oder Gürtelrose im Gesicht, sollte auf die Anwendung von Hausmitteln bis auf das Kühlen oder Wärmen lieber verzichtet werden, es sei denn, sie wurden von einem Arzt empfohlen.

• Ohne ärztlichen Rat

Vor dem Einsatz von Hausmitteln sollten Patienten immer den Rat ihres Arztes einholen. Lediglich Kühlen oder Wärmen sowie die Einnahme von Vitaminen und Mineralstoffen in Form einer gesunden Ernährung sind auch ohne ärztlichen Rat möglich.

• Bei Unverträglichkeiten

Liegt eine Unverträglichkeit gegenüber bestimmten Inhaltsstoffen vor, wie beispielsweise gegen Capsaicin oder Joghurt, sollte in jedem Fall auf die Anwendung der entsprechenden Hausmittel verzichtet werden.

• Bei Verschlimmerung der Symptome durch die Hausmittel

Kommt es während der Anwendung der Hausmittel zu einer Verschlimmerung der Symptome, sollte diese Behandlung umgehend abgebrochen werden. Bei Wärmepflastern oder Wärmesalben ist ein leichter, brennender Schmerz jedoch normal, so lange sich der Gesundheitszustand nicht verschlechtert und die Schmerzen nicht schlimmer werden.

Kalte Milch Umschlag

Der Juckreiz wird von vielen Patienten als eines der schlimmsten Symptome von Gürtelrose wahrgenommen. Mit einem kühlen Umschlag lässt sich der Juckreiz jedoch effektiv lindern. Milch und Milchprodukte enthalten Milchsäuren, welche die Haut fetten und ihr Feuchtigkeit spenden. Daher eignen sich Umschläge aus kalter Milch gut bei Gürtelrose. Für einen Milchumschlag wird etwas kalte Milch auf ein Tuch gegeben. Dieser Umschlag wird um die betroffenen Hautstellen gewickelt und verbleibt dort für mehrere Minuten.

Alternativ kann auch eine Hautmaske aus Joghurt und Quark genutzt werden. Dafür werden drei Esslöffel Joghurt mit zwei Esslöffeln Quark vermischt. Damit reibt der Patient die betroffenen Hautstellen dünn ein. So wird die Haut gekühlt und der Juckreiz sowie die Schmerzen gelindert.

Neben Mitteln zur Kühlung wie dem kalte Milch Umschlag, können auch Mittel mit wärmenden Effekten bei einer Gürtelrose hilfreich sein. Dazu eignen sich zum Beispiel Heizkissen, Wärmeflaschen, Wärmepflaster sowie Chili Pflaster. Allerdings sollten Patienten im Umgang mit wärmenden Pflastern und Cremes vorsichtig sein, da sich die Schmerzen und Rötungen dadurch verschlimmern können. Klingen diese Beschwerden nicht innerhalb weniger Stunden wieder ab, sollten diese Mittel nicht mehr verwendet und stattdessen das Kühlen bevorzugt werden. Um die Reaktion der Haut auf die Wärme zu testen, sollte zunächst eine Wärmflasche oder ein Heizkissen verwendet werden.

Eis Umschlag

Bei einer Gürtelrose befinden sich die Viren in den Nerven. Durch Kälte wird die Leistungsgeschwindigkeit in den Nerven gesenkt und die Aktivität der Schmerzrezeptoren gedämpft. Somit kann ein Eis Umschlag die durch die Gürtelrose verursachten Schmerzen lindern. Zusätzlich werden die vom Ausschlag betroffenen Hautstellen gekühlt und der Juckreiz wird gemildert. Für den Umschlag werden Eiswürfel in ein Tuch gewickelt und auf die betroffenen Hautstellen gelegt. Alternativ können auch Kältepackungen oder Kühlpads verwendet werden. Eis eignet sich gut zur Kühlung, wenn nach dem Abheilen der Bläschen immer noch Schmerzen vorhanden sein sollten. Das Eis sollte in jedem Fall in ein Tuch eingeschlagen werden, damit es nicht direkt mit der Haut in Kontakt kommt.

Paste aus Backpulver und Wasser

Bei einer Paste aus Backpulver und Wasser handelt es sich ebenfalls um ein sehr effektives Mittel gegen Gürtelrose. Hierfür wird etwas Backpulver mit Wasser zu einer streichfähigen Paste verrührt und auf die betroffenen Hautstellen aufgetragen. Diese Paste trocknet die Bläschen auf der Haut aus und lindert so den Juckreiz. Die Paste aus Backpulver und Wasser eignet sich vor allem gegen den Ausschlag und Juckreiz bei Gürtelrose im Gesicht.

Bei juckender Haut kann zudem täglich ein lauwarmes Vollbad eingenommen werden, in das eine Tasse Backpulver geschüttet wird.

Paste aus Essig und Honig

Honig weist eine heilende und hautregenerierende Wirkung auf und ist daher ein gutes Mittel gegen die durch Gürtelrose verursachten Hautbläschen und den Juckreiz. Apfelessig gilt ebenfalls als wirksames Mittel gegen Gürtelrose. Er hilft dabei, die Wunden auszutrocknen und den Juckreiz zu lindern. Durch Einreiben der betroffenen Hautstellen mit Apfelessig öffnen sich die Poren und die Giftstoffe treten nach außen. Zudem gilt Apfelessig als natürliches Desinfektionsmittel und antivirales Mittel, wodurch der Heilungsprozess beschleunigt wird.

Um eine Paste aus Honig und Essig herzustellen, wird eine Paste aus naturtrüben Apfelessig und Honig hergestellt und auf die betroffenen Hautstellen aufgetragen. So wird der Juckreiz gelindert.

Ebenfalls hilfreich kann es sein, wenn der Patient dreimal am Tag eine Mischung aus einem Teelöffel Honig, einem Teelöffel Apfelessig und einem Glas warmem Wasser zu sich nimmt.

Es kann aber auch Honig oder Apfelessig allein zur Unterstützung der Heilung von Gürtelrose zum Einsatz kommen. So kann der Patient Honig auf eine Bandage geben und auf die betroffene Hautstelle legen. Zudem stärkt ein Esslöffel Honig pro Tag das Immunsystem und trägt somit zur schnelleren Genesung bei.

Ebenfalls möglich ist ein Wickel aus Apfelessig. Dafür wird Apfelessig mit Wasser zu gleichen Teilen vermischt. Mit dieser Mischung wird ein Baumwolltuch eingeweicht und auf die betroffenen Stellen gelegt. Der Wickel sollte so lange einwirken, bis er von selbst getrocknet ist. Diese Behandlung kann je nach Bedarf mehrmals täglich wiederholt werden.

Heilkraut Katzenkralle

Die Katzenkralle (Uncaria tomentosa) ist eine Pflanze, welche ursprünglich aus dem Regenwald kommt. Bei der Pflanze handelt es sich um eine Liane, welche in ihrer Heimat in Peru als Wundermittel gilt. Sie wirkt entzündungshemmend und stärkt die Abwehrkräfte, weshalb sie bei verschiedenen Erkrankungen zum Einsatz kommt. Zudem steigert die Katzenkralle die Hirntätigkeit, unterstützt das Immunsystem bei der Abwehr von Viren und beschleunigt den Erholungsprozess nach einer Krankheit.

Aufgrund dieser positiven Eigenschaften ist die Katzenkralle ein wirksames Mittel zur Unterstützung der Therapie gegen Gürtelrose.

Aus der Pflanze werden die Wurzeln und die innere Rinde des Stammes verwendet. Die Pflanze kann als Tee, Pulver oder Extrakt zu sich genommen werden. Es sind verschiedene Nahrungsergänzungsmittel erhältlich, denen die Katzenkralle beigemischt ist.

Melissen Tee, grüner Tee

Melisse enthält die sogenannte Rosmarinsäure, wodurch sie eine antivirale Wirkung aufweist. Zudem enthält Melisse Bitterstoffe, welche für die Aufnahme von Eisen und den Vitaminen B 12 und C wichtig sind. Die Heilpflanze wirkt entkrampfend und stärkend.

Um einen Melissentee herzustellen, werden sechs Teelöffel Melissenblätter mit 150 ml kochendem Wasser übergossen. Der Tee wird zehn Minuten ziehen und dann abkühlen gelassen. Der Patient tränkt ein Baumwolltuch mit dem Tee und betupft damit vorsichtig die betroffenen Hautstellen. Durch die antivirale Wirkung der Melisse soll das Immunsystem so bei der Abwehr der Viren unterstützt werden.

Ein weiteres Mittel zur Abwehr von Viren und Bakterien ist grüner Tee. Dieser enthält einen hohen Gehalt an speziellen Antioxidantien, welche für ein starkes Immunsystem wichtig sind. Durch den grünen Tee wird die Vermehrung der Viren gehemmt und so die bestehende Infektion gelindert. Diese Wirkung entfaltet sich bereits bei handelsüblichen Mengen. Somit ist ein halber Liter grüner Tee pro Tag oder eine Kapsel mit dem konzentrierten Extrakt schon ausreichend.

Tee aus Bockshornklee, Melisse, Wacholder und Hafer

Bockshornklee wirkt entzündungshemmend und kräftigend. Zudem hat die Pflanze eine antibakterielle und desinfizierende Wirkung, weshalb Bockshornklee bei vielen Erkrankungen zur Unterstützung der Heilung Anwendung findet. Für einen Tee werden die Samen des Bockhornklees verwendet.

Bei Gürtelrose kann ein Tee aus Bockshornklee, Melisse, Wacholder und Hafer zur Schmerzlinderung eingesetzt werden. Dafür werden je zehn Gramm Bockshornklee, Melisse, Wacholder und Hafer vermischt. Anschließend wird ein Esslöffel dieser Mischung mit 250 ml kochendem Wasser übergossen. Der Tee sollte fünf-

zehn Minuten ziehen und dann abgesiebt werden. Davon sollte
der Patient dreimal pro Tag eine Tasse so heiß wie möglich trinken.

Paste aus Wasser und Bittersalz

Bittersalz wirkt entzündungshemmend und trocknet die Haut aus. Daher ist es nicht nur gegen Schwellungen ein effektives Mittel, sondern auch bei Gürtelrose. Es wird aus Bittersalz und Wasser eine streichfähige Paste hergestellt, mit der die betroffenen Hautstellen mehrmals täglich eingerieben werden. Anschließend sollte die Paste auf der Haut einwirken.

Johanniskraut Öl oder Leinöl

Johanniskraut (Hypercium perforatum) weist eine abschwellende und entzündungshemmende Wirkung auf und ist daher ein geeignetes Mittel zur Unterstützung des Heilungsprozesses bei Gürtelrose. Zudem befinden sich darin antibiotische Bitterstoffe, welche eine positive Wirkung auf virale Infektionen haben. Johanniskraut lindert den Schmerz, welcher durch die Ablagerung der Viren in den Nervenbahnen verursacht wird. Des Weiteren hat die Pflanze eine beruhigende Wirkung auf die Nerven und mildert das Auftreten der Hautreizungen bei Gürtelrose.

Das Johanniskraut Öl spendet der gereizten Haut Feuchtigkeit, wodurch der Juckreiz gelindert wird, und versorgt die trockenen Zellen mit Nährstoffen. Zusätzlich hat das Öl eine antivirale Wirkung, wodurch die Ausbreitung der Erreger gehemmt wird. Außerdem kommt es zu einem schnelleren Austrocknen der Bläschen auf der Haut.

Das Johanniskraut Öl kann entweder selbst hergestellt oder in einer Apotheke erworben werden. Die betroffenen Stellen sollten mehrmals täglich mit dem Öl eingerieben werden.

Ebenfalls möglich ist die Verwendung einer Auflage mit Johanniskraut Öl. Dafür wird ein weicher Lappen mit dem Öl getränkt und auf die betroffene Körperstelle gelegt. Nach kurzer Zeit sollte der Patient eine Linderung der Schmerzen verspüren. Des Weiteren sind Präparate und Salben mit Johanniskraut erhältlich.

Als Alternative zum Johanniskraut Öl ist Leinöl ebenfalls gegen Gürtelrose geeignet. Leinsamen wirken entzündungshemmend und schmerzlindernd.

Leinöl kann genauso wie Johanniskraut Öl entweder direkt auf die betroffenen Hautstellen aufgetragen werden oder es wird ein in Leinöl getränkter Lappen aufgelegt. Die Behandlung mit Leinöl wird von vielen Patienten mit Gürtelrose als sehr angenehm empfunden.

Eichenrindensud

Eichenrinde wirkt entzündungshemmend, versorgt die Haut mit Nährstoffen und beugt dem Risiko einer bakteriellen Infektion vor. Ein Sud aus der Eichenrinde oder ein lauwarmer Umschlag mit Eichenrinde ist besonders in der abheilenden Phase der Infektion mit dem Varizella-Zoster-Virus hilfreich.

Um einen Sud aus Eichenrinde für Bäder und Kompressen herzustellen, werden in einem Topf 100 Gramm Eichenrinde mit einem Liter Wasser für 20 Minuten gekocht. Anschließend wird der Sud abgeseiht und abkühlen gelassen. Der Sud kann nun für eine Kompresse verwendet oder ins Badewasser gegeben werden.

100 % reines Aloe Vera Gel

Aloe Vera ist ein wirksames Hausmittel gegen den durch die Gürtelrose bedingten Ausschlag und die Bläschen auf der Haut. Die Pflanze wirkt kühlend und sorgt dafür, dass die Hautbläschen austrocknen. Dies bewirkt eine schnellere Heilung der Haut und beeinflusst den Krankheitsverlauf positiv. Zudem lindert Aloe Vera den Juckreiz. Besonders bei Gürtelrose im Gesicht ist Aloe Vera ein ratsames Hausmittel.

Aloe Vera haben viele Menschen bereits zu Hause, sodass die Gürtelrose damit direkt behandelt werden kann. Aloe Vera kann als 100 Prozent reines Aloe Vera Gel auf die betroffenen Hautstellen aufgetragen werden. Am besten eignet sich ein Gel, welches aus gepressten und nicht aus gehäckselten Aloe Vera Blättern hergestellt wurde. Aloe Vera speichert Wasser, sodass das Gel der Haut Feuchtigkeit spendet. Das Aloe Vera Gel zieht schnell ein und pflegt die durch die Gürtelrose beanspruchte Haut. Zudem Fördern die darin enthaltenen Vitamine C und E sowie das Provitamin A die Regeneration der Haut und das Zellwachstum. Die Haut wird beruhigt und vor Austrocknung geschützt. Außerdem wird die Entzündung gehemmt.

100 % reiner Aloe Vera Saft

Aloe Vera wird bereits seit Jahrtausenden geschätzt und gehört auch heute noch zu den am häufigsten genutzten Heilkräutern. Die Pflanze wirkt wundheilungsfördernd und entzündungshemmend. Außerdem stärkt Aloe Vera das Immunsystem. Durch die antibiotische und antivirale Wirkung unterstützt Aloe Vera die Immunabwehr und eignet sich daher ideal zur Unterstützung der Behandlung gegen Gürtelrose.

Um 100 % reinen Aloe Vera Saft zu gewinnen, wird ein Blatt der Pflanze abgebrochen oder abgeschnitten. Dieses wird dann in kleine Stücke geschnitten, sodass der Saft austritt. Der Saft wird auf die betroffenen Stellen auf der Haut aufgetragen.

Da Aloe Vera abführende und möglicherweise gesundheitsschädliche Stoffe enthält, ist bei der inneren Anwendung Vorsicht geboten. Soll der Saft getrunken werden, sollten nur Produkte mit professionell geschälten Blättern verwendet werden. Auf keinen Fall sollten ungeschälte Blätter zu einem Saft zum Trinken verarbeitet werden.

Kohlblätter

Kohl gilt als altes Hausmittel, denn es enthält viele Antioxidantien, welche gegen verschiedene Erkrankungen helfen. Dabei ist es egal, ob es sich um Weiß- oder Grünkohl handelt. Bei einer Gürtelrose können Kohlauflagen oder -wickel den Ausschlag mildern und dazu beitragen, dass die Bläschen schneller austrocknen. Zudem wird die Haut durch den Kohl mit vielen Nährstoffen versorgt und die Struktur der Hautzellen wird verbessert. Durch die in den Blättern enthaltene Feuchtigkeit wird die oberste Hautschicht vor dem Austrocknen geschützt, wodurch sich das Risiko der Narbenbildung reduziert.

Um einen Kohlwickel herzustellen, wird ein frischer Kohl benötigt. Bei Gürtelrose eignet sich am besten ein Weißkohl, da dieser reich an Vitamin C ist. Zunächst wird der Kohl gründlich unter fließendem Wasser gewaschen, damit eventuelle Rückstände von Schmutz und Keimen entfernt werden. Diese könnten unter Umständen den Ausschlag noch verschlimmern. Für die Kohlauflage eignen sich am besten die größten Blätter des Kohlkopfs. Diese werden abgetrennt und die breite Blattrippe wird entfernt. Anschließend werden die Blätter vorsichtig trocken getupft. Als Nächstes wird die Flüssigkeit mit einem Fleischklopfer aus dem Kohl geklopft oder mit einer Nudelwalze herausgedrückt. Die feuchten Blätter werden überlappend auf die betroffenen Hautstellen gelegt und mit einer elastischen Binde oder Ähnlichem fixiert. Der Kohlwickel wird für bis drei Stunden getragen. Die Prozedur kann beliebig oft wiederholt werden. In der Regel werden die Schmerzen auf diese Weise bereits nach wenigen Tagen deutlich gelindert.

Capsaicin haltige Lebensmittel

Der Wirkstoff Capsaicin ist in Paprika- und Chilischoten enthalten. Der Scharfstoff Capasicin eignet sich gut für die Behandlung von Schmerzen, die nach einer Gürtelrose-Erkrankung noch vorliegen, denn es wirkt schmerzlindernd. Capsaicin aktiviert den sogenannten TRP1-Rezeptor, sorgt zunächst für dessen Überstimulierung und macht ihn anschließend für weitere Reize unempfindlich. Dieser Rezeptor ist für die Wahrnehmung der Schmerzreize verantwortlich. Durch das Capsaicin ziehen sich die Fasern, die den Schmerz übertragen, an der Hautoberfläche etwas zurück, sodass die Schmerzen gelindert werden.

Capsaicin kann gegen die durch die Gürtelrose verursachten Schmerzen als Salbe auf die betroffenen Hautstellen aufgetragen werden. Alternativ gibt es Capsaicin-Pflaster, welche eine Capsaicin Dosis von acht Prozent enthalten. Diese werden je nach zu behandelnder Körperstelle für 30 bis 90 Minuten auf die Haut geklebt. Die Pflaster haben sich in einigen Studien als wirksames Mittel bei Nervenschmerzen erwiesen und weisen zudem kaum Nebenwirkungen auf. Lediglich Rötungen sind möglich, welche sich mit einer Kältepackung lindern lassen.

Haftungsausschluss

schriftliche Genehmigung des Verlages untersagt. Alle Übersetzungsrechte vorbehalten.